PUBLICATIONS DU *PROGRÈS MÉDICAL*

LES DÉVIATIONS

DE

LA CLOISON NASALE

DIFFICULTÉS QU'ELLES APPORTENT

AU

CATHÉTÉRISME DE LA TROMPE D'EUSTACHE

ET

NOUVEAU MOYEN D'Y REMÉDIER.

Recherches Anatomiques et Cliniques

(AVEC 5 FIGURES)

PAR

Le Dr B. LŒWENBERG

PARIS

AUX BUREAUX DU
PROGRÈS MÉDICAL
6, rue des Écoles, 6.

A. DELAHAYE & E. LECROSNIER
ÉDITEURS
Place de l'École-de-Médecine.

1883

PUBLICATIONS DU *PROGRÈS MÉDICAL*

LES DÉVIATIONS

DE

LA CLOISON NASALE

DIFFICULTÉS QU'ELLES APPORTENT

AU

CATHÉTÉRISME DE LA TROMPE D'EUSTACHE

ET

NOUVEAU MOYEN D'Y REMÉDIER.

Recherches Anatomiques et Cliniques

(AVEC 5 FIGURES)

PAR

Le Dʳ B. LŒWENBERG

PARIS

AUX BUREAUX DU
PROGRÈS MÉDICAL
6, rue des Écoles, 6.

A. DELAHAYE & E. LECROSNIER
ÉDITEURS
Place de l'École-de-Médecine.

1883

LES DÉVIATIONS

DE

LA CLOISON NASALE

Le cathétérisme de la trompe d'Eustache constitue l'opération la plus usuelle et la plus importante de la chirurgie auriculaire. Exempt de difficultés chez beaucoup d'individus, il ne cause aucune douleur lorsqu'il est pratiqué d'une main légère et expérimentée. On trouve cependant un certain nombre de sujets chez lesquels des obstacles sérieux entravent cette opération qui, alors, peut devenir très pénible pour le malade.

Ces difficultés peuvent se présenter dans chacune des trois périodes du cathétérisme : 1° pendant le passage du bec de la sonde dans les fosses nasales ; 2° au moment de chercher l'ouverture de la trompe et de tourner l'instrument pour en engager la pointe ; 3° lorsqu'il s'agit de faire passer des gaz ou des liquides dans ce canal, et par là dans la caisse du tympan, ou d'introduire des bougies dilatatrices.

Dans la présente étude, nous ne considérerons que le *premier temps de l'opération, celui du passage du bec de la sonde à travers les fosses nasales,* temps très important, car c'est dans cette période du cathétérisme que le malade est exposé, selon nous, à éprouver le plus de souffrance. C'est ici, en effet, que l'instrument touche à des parties dures (os et cartilage) dont le contact peut devenir extrêmement douloureux. Ajoutons que l'impression pénible éprouvée pendant ce premier temps du cathétérisme terrifie souvent le patient jusqu'à lui faire interrompre l'opération et en refuser absolument la répétition, ce qui équivaut, la plupart du temps, à la suppression de tout traitement efficace. Dans ma conviction, d'ailleurs, la terreur inspirée au public par le cathétérisme eustachien provient principalement des douleurs que cette opération peut provoquer dans la période du passage nasal. Bien qu'évidemment ces douleurs soient causées quelquefois par le manque d'adresse ou de précaution de l'opérateur, par le mauvais choix de l'instrument ou de la méthode, il n'en existe pas moins une proportion considérable de personnes chez lesquelles le passage du nez présente réellement de très grands obstacles, même à un chirurgien habile et versé dans la pratique spéciale. Il nous semble qu'on est loin de tenir un compte suffisant de ces difficultés, tandis qu'on se préoccupe trop exclusivement des embarras pouvant surgir dans les deux périodes ultérieures du cathétérisme. Quant à celles-ci, les méthodes proposées abondent dans les Traités classiques d'otologie qui, par contre, contiennent fort peu de bons conseils ayant rapport aux difficultés du passage nasal, pourtant si fréquentes et si embarrassantes.

Il nous a donc paru utile d'approfondir ce sujet plus qu'on ne l'a fait jusqu'ici, et nous pensons pouvoir offrir à nos confrères, comme fruit de nos recherches anatomiques et cliniques, une méthode nouvelle facilitant singulièrement l'opération dans les cas de ce genre.

L'étude qu'on va lire a pour objet les problèmes suivants : Quel est le siège et la nature des obstacles nasaux dans le cathétérisme de la trompe d'Eustache ? Quel est leur rôle dans cette opération et dans la thérapeutique des

fosses nasales en général ? Comment peut-on les pré-
voir et les éviter d'une façon rationnelle et scientifique ?

**I. Siège et nature de l'obstacle nasal dans les cas dif-
ficiles de cathétérisme de la trompe d'Eustache.**

A. *Recherches sur le vivant. Rhinoscopie antérieure.* — Longtemps avant d'entreprendre les recherches spéciales qui forment la base du présent mémoire,
j'avais déjà appris par la pratique que l'obstacle siège,
dans les cas en question, à la partie antérieure et inférieure des fosses nasales. D'après cela, il était évident,
a priori, qu'il n'y avait aucune utilité à recourir à la
rhinoscopie postérieure ou rhinoscopie proprement dite,
laquelle ne nous révèle généralement que l'image de la
partie postéro-supérieure des fosses nasales, vue en
raccourci et par derrière. Les faits ayant confirmé cette

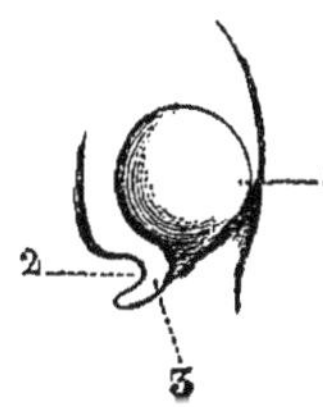

Fig. 1. — Entrée de la fosse nasale gauche, vue
au moyen de la rhinoscopie antérieure ; le nez
est légèrement relevé ; le vestibule de la fosse
nasale est dilaté au spéculum nasi et éclairé au
réflecteur. J'ai dessiné cette figure sur le vivant.
— 1. Extrémité antérieure du cornet inférieur
gauche. — 2. Protubérance de la cloison pro-
duite par une déviation horizontale inférieure.
— 3. Interstice où le cathéter peut passer.

vue anticipée, j'ai dû employer la *rhinoscopie antérieure*, l'inspection de l'intérieur du nez par les narines.
Appliquée à l'étude du point qui nous occupe, cette
méthode m'a donné les résultats suivants : Dans les cas
nombreux où le cathéter eustachien rencontre un obstacle dans une fosse nasale, celui-ci ne siège pas aux
cornets, comme on le suppose souvent, mais exclusivement à la cloison nasale.

On serait tenté d'accuser l'hypertrophie si commune
de revêtement du cornet inférieur ou la présence de
polypes muqueux, mais l'inspection selon la méthode
exposée plus loin montre que la muqueuse de cet os,
même fortement boursouflée, cède généralement à une
assez faible pression pour que la sonde puisse avancer.

Quant aux polypes muqueux, ils laissent passer le bec de l'instrument et reprennent leur position primitive à mesure que ce bec avance plus loin.

L'obstacle n'appartient donc qu'à la cloison (*fig.* 1) et y est constitué par les *protubérances* ou *éperons* que j'ai décrits dans un mémoire antérieur (1). Je ne les avais envisagés alors qu'au point de vue de leur importance pour le traitement du coryza chronique simple par le galvano-cautère, et je n'ai fait que mentionner le rôle qu'ils jouent dans le cathétérisme de la trompe d'Eustache, tout en annonçant que je m'en occuperais à ce dernier point de vue dans une publication ultérieure. Le présent mémoire est destiné à réaliser l'exécution de ce projet.

Après avoir reconnu par la rhinoscopie antérieure le siège, toujours le même, de ces déformations particulières de la cloison nasale et le rôle important qu'elles peuvent jouer dans le cathétérisme, — rôle à traiter plus loin, — j'ai tenu à étudier sur le cadavre les conditions anatomo-pathologiques dans lesquelles se présentent les anomalies en question. Au cours de ces recherches, j'ai été amené à élargir le cadre de mes études et à m'occuper de différents autres points concernant la cloison nasale.

B. *Recherches anatomo-pathologiques sur les déviations de la cloison nasale.* — Mes recherches sont basées sur la dissection de plus de cent têtes fraîches. J'ai été à même de disposer d'un nombre aussi considérable de sujets, grâce à l'obligeance de M. le Dr Farabeuf, chef des travaux anatomiques de la Faculté de Paris, que je suis heureux de remercier cordialement ici. De plus, j'ai étudié avec soin tous les crânes du Musée Orfila, et surtout l'immense collection anthropologique du Muséum du Jardin des Plantes. Comme la

---

(1) B. Lœwenberg. — *Contribution au traitement du coryza chronique simple.* In *Union médicale,* 28 juillet 1881.

partie cartilagineuse fait plus ou moins complètement défaut aux crânes desséchés, je les ai examinés surtout au point de vue de la conformation du vomer et de la lame perpendiculaire de l'ethmoïde, tandis que j'ai étudié le septum cartilagineux principalement sur le vivant et sur les têtes fraîches que j'ai disséquées.

Ayant constaté que la lecture aride de colonnes de chiffres effraye le lecteur le plus intrépide, je m'abstiendrai de dresser une table détaillée des différentes catégories de mes observations, et je me bornerai à donner brièvement les principaux résultats de ces recherches.

1° *Déviation horizontale supérieure de la cloison nasale.* — Je n'ai trouvé de cloison absolument droite dans toutes ses parties, chez l'adulte, qu'une fois sur sept environ, par conséquent dans une proportion beaucoup plus restreinte qu'on ne le croit généralement (V. p. E. Sappey, *Anatomie*, T. III, p. 673).'Dans les autres cas, qui forment, comme on le voit, la très grande majorité, il existe une ou plusieurs déviations. Je dis plusieurs, car, d'après mes recherches, il faut diviser ces déformations en plusieurs groupes que j'appellerai : « *déviations verticales* » et « *déviations horizontales* ». Celles-ci peuvent être *supérieures* ou *inférieures*.

La *déviation horizontale supérieure* porte sur le haut de la cloison et en particulier sur la lame perpendiculaire de l'ethmoïde. Sa convexité est dirigée plus souvent à droite qu'à gauche, dans une proportion que j'ai trouvée de 5 à 3 environ.

2° *Déviation horizontale inférieure de la cloison nasale.* — J'appelle *déviation horizontale inférieure* une déformation latérale de la cloison qui, contrairement à la précédente, porte sur la partie inférieure de cette paroi. C'est cette anomalie qui nous occupera principalement ici. Une étude attentive de cette malformation m'a fait reconnaître les particularités suivantes : Elle siège, comme je l'ai dit dans une communication faite au Congrès international de Londres (1), exactement à la jonction du septum osseux et du septum cartilagineux, ou, pour l'exprimer d'une façon plus détaillée, à la réunion du bord inférieur et postérieur du cartilage de la cloison avec le bord antérieur du vomer en arrière, et en avant avec la crête qui surmonte la ligne de jonction des apophyses palatines des maxillaires supérieurs. Là où cette déviation existe, elle provient de ce que la partie osseuse de la cloison et la partie cartilagineuse ne se trouvent pas dans le même plan vertical, mais se réunissent sous un angle dièdre saillant vers un côté et qui constitue précisément la déviation. Lorsqu'elle s'étend jusqu'à l'extrémité antérieure de la jonction de l'os et du cartilage, elle y forme les protubérances ou éperons décrits plus haut, qui siègent à la partie antérieure, inférieure et interne des fosses nasales, là où cette jonction se termine. Dans les cas où ces excroissances sont unilatérales, elles se trouvent plus souvent à gauche qu'à droite, de même que la convexité de la déviation horizontale inférieure, comme nous le verrons plus loin.

J'ai étudié la conformation de la cloison dans les cas de déviation horizontale inférieure sur de nombreuses coupes verticales et transversales du nez cartilagineux. Voici ce que j'ai constaté quant à la structure intime des protubérances, dans la grande majorité des cas où elles existent : Les deux lames du vomer comprennent comme on sait, entre elles, une rainure ouverte en avant et en haut qui se prolonge le long de la crête des maxillaires, souvent même jusqu'à l'épine nasale antérieure et inférieure. Les bords ou lèvres de cette rainure reçoivent entre eux (*Fig.* 2, 5) le bord inférieur du cartilage qui présente ici un renflement très prononcé à section triangulaire (*Fig.* 2, 3 et 4). Quand on examine un certain nom-

---

(1) *Transactions of the internat. med. Congress.* III. 443, 1881.

bre de sujets, on est frappé de voir souvent la partie antérieure de la cloison osseuse inclinée de côté et empiétant ainsi sur une des fosses nasales. Dans ces cas, la lèvre du vomer et de la crête des maxillaires s'avance vers ce côté et fait avec le bord du septum cartilagineux qui s'y insère un angle saillant, la déviation inférieure. L'angle est donc formé par un plan inférieur osseux et

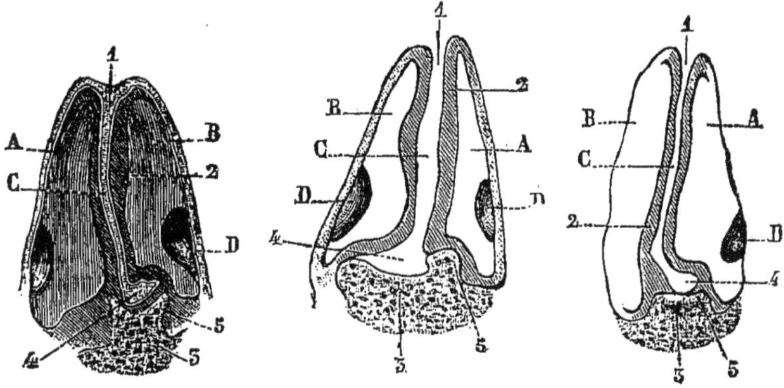

Fig. 2, 3 et 4. — Coupe verticale à travers la partie cartilagineuse de trois nez différents. J'ai dessiné ces figures d'après quelques-unes des nombreuses coupes que j'ai pratiquées sur plus de cent cadavres. La section a été faite tout près de la partie osseuse du nez et dirigée de haut en bas presque perpendiculairement suivant un plan faisant, avec celui du front, un angle aigu ouvert en haut. La coupe n'ayant pas atteint la partie osseuse du nez, la déviation horizontale supérieure qui porte principalement sur la lame perpendiculaire de l'ethmoïde ne s'y trouve point indiquée. Il en existe cependant une trace dans la *fig*. 2 où cette déformation s'étend jusqu'à la partie supérieure du cartilage de la cloison. — A. Section verticale de la fosse nasale droite. — B. Section verticale de la fosse nasale gauche. — C. Section de la cloison. — D. Extrémité antérieure du cornet inférieur. — 1. Cartilage de la cloison. — 2. Membrane de Schneider qui le revêt des deux côtés. — 3. Partie osseuse de la cloison. — 4. Renflement inférieur du cartilage de la cloison. — 5. Lèvres osseuses du vomer.

un plan supérieur cartilagineux ; il en est de même pour les protubérances, là où l'angle est assez saillant pour en former.

Souvent la saillie formée par la déviation n'est pas bornée à l'entrée de la cavité, mais continue plus avant, et je l'ai vue régner tout le long de la cloison. Dans des cas très prononcés, l'aspect sur le vivant est assez singulier : en dilatant la narine et en éclairant profondément l'intérieur du nez, on voit alors courir le long du septum une espèce de bourrelet implanté latéralement ; à mesure qu'on l'examine d'avant en arrière, on le voit monter de plus en plus, conformément à la direction que suit la jonction ostéo-cartilagineuse dont la proéminence latérale forme ce bourrelet.

Les dissections et l'étude des crânes secs m'ont appris que la déviation continue quelquefois même au delà de la partie cartilagineuse et porte alors sur la suture qui lui fait suite, c'est-à-dire sur l'union du vomer et de la lame perpendiculaire de l'ethmoïde.

Dans un autre groupe de cas où le vomer lui-même ne présente aucune inclinaison, une de ses lèvres peut, néanmoins, s'avancer vers un côté et y former une protubérance avec le bord inférieur et postérieur du cartilage qui s'y insère.

Tandis qu'ainsi les déviations inférieures et les protubérances qu'elles forment doivent leur origine à l'inclinaison latérale de l'os et du cartilage, et que généralement tous les deux concourent à les constituer, j'ai cependant rencontré des cas où l'un ou l'autre faisait seul les frais de la préominence. Cette particularité est souvent due à une incurvation accentuée de la partie antérieure et inférieure du cartilage' de la cloison, ou bien à une implantation oblique. Ici, le bord inférieur renflé n'est plus exactement enchâssé dans la rainure mais la déborde d'un côté et forme la saillie à lui seul. Sur d'autres individus, cette asymétrie fait que la protubérance se trouve formée, dans le même nez, d'un côté par l'os, et de l'autre par le cartilage.

Les figures 2, 3 et 4 représentent quelques-unes des nombreuses coupes que j'ai obtenues ; elles montrent les différents modes d'après lesquels le substratum de la déviation est constitué chez différents individus.

Rapports des déviations horizontales supérieure et inférieure entre elles. — Dans la majorité des cas, la déviation inférieure forme la contre-partie de la supérieure, en d'autres termes, la convexité de l'une est tournée du même côté que la concavité de l'autre. Par exemple, dans le cas le plus fréquent, celui où la cloison se trouve déjetée à droite dans sa partie supérieure, elle est, au contraire, déviée à gauche dans sa région inférieure. Comme, la plupart du temps, cette conformation entraîne l'existence d'une protubérance du côté de la convexité de la déviation inférieure, la plus grande fréquence de ces éperons dans la fosse nasale gauche se trouve expliquée.

Chez certains sujets, la disposition est moins régulière, si je puis m'exprimer ainsi. Il y a là comme une sorte de *torsion* ou *d'ondulation de la cloison* de haut en bas, par le fait de laquelle la rainure du vomer et la crête maxillaire ne participent pas à la courbure de la déviation inférieure mais se déjettent dans leur partie antérieure en même sens que la déviation supérieure ; par exemple, en cas de déviation supérieure à droite et inférieure à gauche, la lèvre droite du vomer s'avance dans la fosse nasale *droite* pour y former une protubérance.

Dans la minorité des cas où les deux déviations existent, leurs convexités regardent du même côté. Alors la lame perpendiculaire de l'ethmoïde est bombée d'un côté (déviation supérieure) et comme arc-boutée sur le vomer ; l'angle qu'elle fait avec lui constitue la déviation inférieure. Lorsqu'il existe des protubérances dans ces cas, elles se trouvent généralement du même côté que les deux convexités ; quelquefois, cependant, on les rencontre, ici aussi, du côté opposé, par suite d'une espèce de torsion analogue à celle que je viens de décrire pour le groupe précédent.

Quelquefois, enfin, j'ai constaté, dans la même déviation (supérieure ou inférieure), un changement de direction *d'avant en arrière*, ressemblant également à une ondulation, mais en sens horizontal et non pas perpendiculaire comme dans les cas précédents ; ainsi, par exemple, une déviation horizontale convexe à droite dans la partie antérieure des fosses nasales, tourne sa convexité à gauche dans la partie postérieure du nez.

Déviation verticale de la cloison nasale. — Outre les déviations horizontales que je viens de décrire, j'ai trouvé, soit sur le vivant, soit sur le cadavre, des irrégularités d'un genre tout différent et qui ne me semblent pas avoir été bien distinguées des autres ni appréciées selon leur importance. Ce sont des *déviations en sens vertical, des plis régnant de haut en bas le long du septum narium* dans sa partie antérieure, intéressant par conséquent surtout le cartilage de la cloison. Quelquefois cependant la déformation s'étend jusqu'à la partie osseuse du septum. Les plis présentent d'un côté une convexité, une concavité de l'autre. Sur certains sujets, ils régnent jusqu'en bas de la cloison et obstruent le méat inférieur comme le font les protubérances dues aux déviations horizontales inférieures.

Si les déviations horizontales sont manifestement dues à des malformations, j'ai vu, par contre, un certain nombre de déviations verticales que les malades attribuaient à une origine traumatique, par exemple une chute ou un coup sur le nez à la suite desquels se serait manifestée une gêne permanente de la respiration nasale. En général, l'accident avait eu lieu dans l'enfance du sujet.

En dehors des déviations horizontales et verticales il y a dans certains cas des déformations tout-à-fait irrégulières et compliquées, quelquefois au point de défier toute classification ou même toute description.

II. Rôle des déviations de la cloison nasale dans la thérapeutique chirurgicale et particulièrement dans le cathétérisme de la trompe d'Eustache.

En analysant d'une façon exacte l'importance pratique des déviations du septum narium, il devient évident qu'on exagère l'influence nuisible qu'elles peuvent exercer quant aux fonctions des fosses nasales, tandis qu'on ne tient pas un compte suffisant des entraves qu'elles peuvent apporter au diagnostic et au traitèment des affections de ces cavités. L'erreur me paraît provenir de ce qu'on n'a pas distingué ni par conséquent considéré séparément les deux groupes de déviations que je viens d'établir, déviations horizontales et verticales. Il me paraît donc opportun d'étudier, en faisant cette distinction, le rôle que ces difformités sont susceptibles de jouer quant aux fonctions des fosses nasales, à leur examen et aux opérations chirurgicales dont elles sont le siège.

On pense d'abord que les déviations de la cloison peuvent entraver considérablement deux des fonctions importantes dévolues aux cavités du nez : la *respiration et la phonation*. Je ferai observer à ce sujet que, si l'on suppose que les déviations horizontales puissent s'opposer au passage de l'air au point d'entraver ces actes physiologiques, il ne faut pas oublier que la circulation aérienne, bien que réduite dans l'une des moitiés du nez, en raison de la convexité du septum déjeté, en est d'autant plus libre dans l'autre, grâce à son élargissement dû à la concavité de la cloison. Il y a donc compensation plus ou moins complète. Mais il n'en est pas de même pour les *déviations verticales* ; pour elles, il ne saurait être question de compensation, car ces déformations rétrécissent de haut en bas l'une des fosses nasales — au point de la fermer presque complètement dans certains cas — sans que, pour cela, la lumière de l'autre en soit agrandie, au moins à la ligne d'insertion du pli ; or il suffit, à mon avis, que le parcours nasal soit rétréci sur un seul point — de façon à ne plus laisser passer une quantité d'air suffisante sous la pression respiratoire ordinaire — pour rendre impossible la respiration par le nez. Je n'insiste pas sur ce sujet, l'ayant déjà traité en 1879 dans un Mémoire sur les tumeurs adénoïdes.

Tandis qu'on fait erreur en exagérant l'influence des

déviations quant au *fonctionnement physiologique* des fosses nasales, on tombe, selon moi, dans l'excès contraire pour ce qui est de l'*importance de ces malformations par rapport au diagnostic et au traitement des affections de ces cavités*. Il est pourtant évident a *priori* — et une longue expérience me l'a prouvé — que la convexité d'une déformation horizontale ou verticale peut dérober à la vue et à l'action chirurgicale, tout ou partie des profondeurs d'une fosse nasale, tandis que la concavité peut loger des tumeurs ou cacher des lésions, qui risquent de passer inaperçues. Nous allons donc étudier maintenant ce rôle des déviations dans le diagnostic et le traitement des différentes affections de ces cavités.

Le coryza chronique simple.

Le principal rôle dans le traitement de cette maladie si fréquente et si tenace revient au galvano-cautère, comme je l'ai prouvé dans le Mémoire cité plus haut. J'ai insisté à la même place sur la grande difficulté qu'il y a, dans les cas où il existe des déviations de la cloison, à épargner celle-ci, et j'y ai décrit des cautères construits *ad hoc* d'après un principe nouveau, celui de l'action unilatérale. Ces instruments sont indispensables quand il existe des protubérances accentuées ; ce n'est qu'avec leur aide qu'on peut éviter de brûler ces *proéminences ostéo-cartilagineuses*.

Tout en renvoyant le lecteur à ce mémoire, j'ajoute que j'ai légèrement modifié mon galvano-cautère à action latérale, en repliant la petite plaque de platine sur la face plate de l'instrument. Je l'ai ainsi rendu plus plat et plus apte encore à être passé entre la pointe de l'éperon et la muqueuse hypertrophiée du cornet inférieur, de façon à cautériser efficacement celle-ci pendant que la face opposée à la plaquette de platine, protège les protubérances. J'ai modifié d'une façon analogue mes cautères à action latérale pour les amygdales.

Les polypes muqueux des fosses nasales.

On sait maintenant que, s'il est possible de guérir radicalement les malades atteints de polypes muqueux du nez, cet heureux résultat ne saurait être obtenu que par des méthodes absolument différentes des procédés anciens. Si l'on se contentait, naguère, d'arracher simplement *grosso modo* ce qui obstruait les fosses nasales, quelquefois même, *horribile dictu*, sans éclairer ni explorer ces cavités, on aboutissait, d'une part à laisser subsister de petites tumeurs qui bientôt pullulaient de plus belle, d'autre part on allait quelquefois jusqu'à fracturer et arracher des cornets entiers, qu'on prenait pour des polypes. En lisant certaines observations, on se convainc même facilement que les éperons de la cloison et les extrémités inférieures des déviations verticales, visibles souvent en soulevant simplement le bout du nez, ont dû maintes fois subir un sort analogue.

Le meilleur procédé pour guérir les malades atteints de polypes muqueux du nez est l'usage de la galvano-caustique. Après avoir enlevé les tumeurs avec l'anse galvano-caustique ou l'écraseur à anse de fil de fer froide (l'instrument de Wilde pour les polypes de l'oreille, adapté à ceux du nez par l'allongement de sa tige), on brûle les petits polypes qui restent, les pédicules des grands et la muqueuse boursouflée qui leur donne naissance. Il va sans dire que tous les actes de ce traitement long et minutieux doivent s'accomplir sous le contrôle de l'inspection scrupuleuse de la fosse nasale malade au moyen du spéculum et du réflecteur.

On conçoit aisément à quel point des déviations accentuées de la cloison peuvent gêner l'exécution de ce genre de traitement, et beaucoup d'auteurs recommandent, en effet, dans ces cas, *l'excision de la partie proéminente du septum;* mais, jusqu'ici, je me suis toujours efforcé d'éviter cette opération, ayant pour principe de ne pas créer de voies artificielles tant qu'on peut utiliser, même avec difficulté, les voies naturelles. Cette remarque s'applique à bien des cas de polypes nasaux et même pharyngo-nasaux.

La rhinoscopie postérieure est souvent utile en ces cas; elle nous permet d'introduire, guidés par le miroir, un écraseur courbé à travers la bouche et le pharynx pour saisir les polypes, et un galvano-cautère de forme analogue pour brûler leurs racines. Le malade ne supporte-t-il pas ce genre d'examen ou bien tolère-t-il la rhinoscopie juste assez pour l'examen, mais non pas pour des opérations,—fait assez fréquent et qu'on ne remarque pas suffisamment, — j'ai encore pu terminer l'opération, dans certains cas, par un procédé que j'emploie également pour extirper des polypes implantés à la limite pharyngienne des fosses nasales (à l'extrémité postérieure du cornet inférieur), surtout lorsqu'ils sont mous et fuient, pour ainsi dire, devant l'instrument ; ce procédé consiste à introduire le doigt indicateur gauche par la bouche et le pharynx buccal et à pousser ainsi les polypes dans l'anse qu'on introduit par le nez.

Dans les cas enfin où le rétrécissement de la fosse nasale par le fait de la déviation est tel qu'il ne permet pas d'introduire par la narine une anse assez grande pour entourer le polype, et où, d'autre part, ni rhinoscopie, ni palpation ne sont tolérées assez longtemps pour opérer par le pharynx, la situation peut devenir très embarrassante.

Voici deux exemples curieux des difficultés créées par ces obstacles :

OBSERVATION I. — M. X... âgé de 60 ans, de passage à Paris, se présente à ma consultation le 28 septembre 1878. Le malade, de constitution robuste, est atteint, depuis longtemps, de polypes muqueux des deux fosses nasales pour lesquels il a déjà subi de nombreuses opérations en province. L'inspection montre les deux moitiés du nez remplies de tumeurs grisâtres débordant jusqu'à l'entrée des narines. Après avoir enlevé une certaine quantité de polypes, on reconnait une déviation verticale de la cloison avec convexité à gauche. La fosse nasale droite, excessivement large, est facilement débarrassée à l'aide de l'anse galvano-caustique. A gauche, après avoir enlevé quelques tumeurs, je me trouve en face de la convexité de la déviation verticale. Entre le pli saillant qu'elle forme de haut en bas et la paroi externe de la fosse nasale, il n'y a qu'un pertuis de la grosseur d'un petit pois, tout rempli par un bout d'excroissance polypeuse. La rhinoscopie postérieure n'est pas tolérée ; la palpation même n'est supportée qu'un instant, mais qui suffit pour faire reconnaître que toute la partie postérieure au rétrécissement est remplie par une masse polypeuse. L'impossibilité d'opérer celle-ci par la voie pharyngienne résultant du manque de tolérance pour ces deux méthodes d'exploration et de contrôle de l'action instrumentale, et le court séjour du malade empêchant de l'y habituer, il faut donc attaquer par la narine. Or, le rétrécissement ne permettant pas l'introduction d'une anse de dimensions appropriées au volume du polype, il est nécessaire de recourir au procédé de l'*arrachement*. Ce procédé, que je repousse en principe pour les cas ordinaires parce qu'il aboutit très souvent à déchiqueter seulement les polypes au lieu de les enlever, est néanmoins indispensable dans certains cas particuliers comme celui que je relate ici, mais on fait mieux alors de le pratiquer au moyen de l'anse qu'avec la pince, avec laquelle au lieu d'arracher on ne fait souvent que déchirer ces tumeurs. Je procédai donc de la façon suivante : Je saisis le bout de l'excroissance avec l'anse de l'écraseur, et, en renforçant peu à peu la traction, je parvins à extraire à travers le petit pertuis un polype mou ayant exactement la forme et la grosseur d'un ver blanc (larve de hanneton), arrivé à son parfait développement. Immédiatement après, la palpation fit reconnaître que la fosse nasale était vide. L'intolérance du malade quant à l'examen rhinoscopique ne permit point de reconnaître le point d'implantation de cette tumeur, ni de le cautériser avec un galvano-cautère fortement courbé et introduit par le pharynx buccal sous le contrôle du miroir ; d'autre part, il aurait fallu réséquer une partie très considérable du septum dévié, pour permettre l'accès direct au lieu d'origine de ce polype. N'ayant pu agir sur le pédicule de la tumeur, je ne pouvais donc promettre la guérison définitive, du moins pour la fosse nasale gauche.

OBSERVATION II. — Chez un monsieur de 35 ans, qui habite Paris, et que je vois encore de temps en temps, il y avait déviation horizontale supérieure à droite et inférieure à gauche. Les deux fosses nasales étaient remplies de polypes muqueux. Après avoir débarrassé la fosse nasale gauche de ceux qui l'encombraient, je trouvai finalement encore une grappe de petits polypes partant du cornet moyen et nichés dans la concavité de la partie supérieure du septum déviée à droite. Il fallut de laborieuses séances et un usage énergique mais prudent du galvano-cautère à action latérale pour détruire ces tumeurs, tout en respectant l'intégrité de la cloison.

L'Epistaxis.

Le point capital dans le traitement d'une hémorrhagie nasale sérieuse est d'aller à la recherche du point, quelquefois très limité, d'où le sang s'écoule. Dans la plupart des cas, l'examen au réflecteur et au spéculum le fait découvrir, et il suffit alors d'y appliquer (toujours en inspectant) un petit tampon de coton absorbant ou d'amadou, soit sec, soit imbibé de perchlorure de fer en solution, pour couper court au saignement. D'autres fois, il est utile de toucher le point d'où le sang s'échappe avec un galvano-cautère porté au rouge sombre. Lorsque l'hémorrhagie est occasionnée par des tumeurs vasculaires des cornets, il faut les détruire par la galvanocaustique.

Je n'ai pas besoin d'exposer à quel point les déviations de la cloison peuvent gêner toutes ces manœuvres, au grand détriment du malade ; car, lorsque le point saignant est accessible, un simple attouchement direct évite souvent au patient de grandes angoisses et des pansements compliqués et désagréables, tels que le tamponnement des fosses nasales. Rappelons, en passant, que cette manœuvre chirurgicale peut occasionner jusqu'à des otites ; mais je pense qu'elle s'accompagne rarement de conséquences aussi désagréables, car, dans une pratique otologique de 20 ans, il ne m'a été donné d'observer qu'un seul cas *évident* de ce genre. Le voici brièvement :

OBSERVATION III. — Le 18 novembre 1879, M. X..., âgé de 40 ans, m'est adressé par mon ami, M. le Dr Fontaine, directeur de l'établissement aéro-thérapique de la rue de Chateaudun, pour une affection de l'oreille droite. Le malade raconte,qu'il y a 6 semaines, on a dû lui tamponner la fosse nasale droite pour un saignement très tenace, lié à un purpura intense. L'enlèvement du tampon a présenté les plus grandes difficultés, soit aux instruments, soit aux doigts du chirurgien. A la suite de ces manipulations, il s'est déclaré une otite moyenne aiguë très violente du côté droit, aboutissant, comme d'habitude, à la perforation du tympan. Aujourd'hui, il persiste un écoulement abondant, la membrane du tympan est percée et un petit polype existe près de l'entrée du conduit auditif. Guérison complète et rapide par la destruction du polype, les instillations d'alcool absolu et la douche d'air.

Dans le deuxième fascicule du tome X de la *Zeitschrift für Ohrenheilkunde*, M. Hartmann (de Berlin) a publié le 20 mars 1881 un intéressant travail où il a le premier, à ma connaissance, appelé l'attention sur ce point. M. Hartmann a observé trois cas d'otite moyenne aiguë provoquée par le tamponnement avec une solution de perchlorure de fer.

Dans ces derniers temps, les journaux de Paris ont rapporté deux cas analogues, sans mentionner le travail antérieur que je viens de citer.

La douche naso-pharyngienne (Douche de Weber.)

J'appelle tout particulièrement l'attention sur l'importance des déviations de la cloison dans l'emploi d'un des plus précieux adjuvants de la thérapeutique naso-pharyngienne, la douche de Weber. Je n'insiste pas sur le mécanisme de cette méthode de traiter l'intérieur du nez et le pharynx nasal au moyen d'un courant liquide, entrant par une narine et sortant par l'autre. Depuis 1865, j'ai fait ressortir, après Thudichum (de Londres) et autres savants, les avantages de ce procédé si éminemment utile pour le traitement de la muqueuse de ces cavités.

En général, l'une des fosses nasales est rétrécie dans les cas de déviation horizontale ou verticale de la cloison, et il tombe sous le sens que cette diminution de calibre doit entraver la libre entrée du liquide.

Mais cela n'est qu'un faible inconvénient en comparaison du danger résultant de l'application de la douche à la fosse nasale dilatée (côté concave de la déviation). Lancé dans celle-ci, le liquide injecté arrive en abondance au pharynx nasal, et, après l'avoir traversé sur le voile du palais relevé, envahit par derrière la cavité nasale rétrécie. La diminution de l'ampleur du canal a pour effet un accroissement de résistance et de pression latérale sur les parois nasales et pharyngiennes, et il peut arriver que le liquide force l'entrée de la trompe d'Eustache et pénètre même dans la caisse du tympan. Si, dans ces conditions, on fait usage d'une pression trop forte ou d'un liquide dont la température ou la composition chimique ne sont pas appropriées au but thérapeutique qu'on poursuit, cet envahissement de la caisse peut donner lieu à une otite des plus violentes. Des accidents de cette nature ont amené plusieurs spécialistes, surtout des auristes américains distingués, à rejeter absolument la douche de Weber, qui, selon moi, est cependant excessivement utile et ne présente aucun danger sous condition d'être employée d'après certains principes que voici :

Pour obtenir une bonne méthode d'injection à pression faible et facile à modifier instantanément lorsqu'il

se présente un obstacle quelconque, employer une se-
ringue dont la personne qui pratique la douche puisse
à volonté diminuer et même arrêter le jet. Nécessité de
montrer la manière d'opérer à cette personne et de la
lui faire pratiquer devant soi. Faire tenir la tête du malade droite. Employer des solutions peu concentrées et
tièdes. En cas de rétrécissement d'une fosse nasale, faire
pratiquer la douche exclusivement par la narine de ce
côté (ce dernier conseil a été donné, si je ne me trompe,
pour la première fois, par M. Weber-Liel).

Le cathétérisme de la trompe d'Eustache.

J'ai fait ressortir au commencement de ce mémoire
l'importance du libre passage nasal pour le cathétérisme
de la trompe d'Eustache. Si nous appliquons maintenant
à l'étude de ce point les résultats déjà exposés de mes
investigations rhinoscopiques et anatomiques, nous ne
nous contenterons plus d'accuser des « malformations
du nez » en général dans les cas de passage nasal difficile, mais nous rechercherons le rôle de chacune des
déviations de la cloison que je viens de distinguer.

Nous éliminerons d'abord les déviations horizontales
supérieures, parce qu'elles n'obstruent que la partie
supérieure des fosses nasales, et n'exercent aucune influence sur le méat inférieur, le seul que le cathéter doit
traverser. Par contre, nous nous occuperons spécialement des déviations inférieures et des protubérances
formées si souvent par leur extrémité antérieure, déformations dans lesquelles je crois avoir trouvé la cause
principale des difficultés du passage nasal dans le cathétérisme eustachien.

Comme l'examen des crânes du Muséum me l'a
prouvé, la déviation horizontale inférieure dirige sa convexité plus souvent à gauche qu'à droite ; cette particularité me semble donner la clef d'un fait connu de tous
les auristes, mais insuffisamment expliqué, à savoir *la
plus grande difficulté du cathétérisme de l'oreille*

gauche. J'ai l'habitude d'accompagner, dans les notes prises sur chaque malade, la description de tout cas qui offre une anomalie matérielle remarquable, d'un dessin élémentaire qui la représente. Je figure ainsi des perforations du tympan, des exostoses du méat auditif, l'obliquité du voile du palais ou de la luette, l'hypertrophie des amygdales, des difformités des fosses nasales, des végétations adénoïdes vues au rhinoscope, etc. Or, dans la majorité des dessins de la cloison nasale, je trouve des protubérances plus marquées du côté gauche. Depuis 1878, par exemple, j'ai dessiné 28 cas où elles siégeaient à gauche, contre 11 où elles existaient à droite, et 14 dans lesquels des éperons occupaient les 2 côtés. Je me hâte d'ajouter que je n'ai dessiné que les cas où ces obstacles étaient tellement développés qu'ils gênaient fortement le sondage. Je désirais en conserver un dessin comme memento pour les opérations ultérieures.

Les remarques précédentes, de même que les applications thérapeutiques suivantes, s'appliquent également au cas où des *déviations verticales* règnent jusqu'au bas de la cloison et où leur pli proéminant obstrue le méat inférieur.

Nous allons maintenant examiner de quelle façon les déviations inférieures, et celles des déviations verticales que je viens de mentionner, entravent l'exécution du cathétérisme de la trompe d'Eustache. Voici ce que j'ai constaté maintes fois au moyen de la méthode combinée que j'exposerai plus loin. Aussitôt que le bec de la sonde se présente à l'entrée de la fosse nasale, il heurte la protubérance qui lui fait face, barrant, en largeur surtout, le méat inférieur où l'opération doit s'accomplir (voir *fig.* 1, qui représente une protubérance peu développée). Dès lors, la membrane de Schneider, serrée entre deux corps durs, l'instrument et le substratum ostéocartilagineux de la protubérance, subit une compression très-forte et, conformément à sa richesse en nerfs sensitifs,très douloureuse pour le malade. Il se passe ici quelque chose d'analogue à ce qui a lieu quand on touche la paroi du conduit auditif osseux, contact également très-sensible au malade, ou bien, *mutatis mutandis*, lorsqu'on heurte le tibia contre un corps dur, la peau mince se trouvant comprimée entre l'objet heurté et la face interne sous-jacente de l'os. Sous le coup de la douleur aiguë provoquée par le contact de la sonde avec les protubérances de la cloison, il arrive souvent que le malade retire brusquement la tête au premier sondage et refuse absolument toute continuation ou répétition de l'opération. Si l'on persiste à faire avancer la sonde quand même, la protubérance fait dévier la pointe de l'instrument, laquelle vient alors butter contre le cornet inférieur ou bien passer dans le méat moyen. Dans les deux cas, il est manifestement impossible de terminer l'opération, à moins que, par une pression très-douloureuse pour le patient, on ne ramène violemment l'instrument dans le méat inférieur et qu'on ne force le passage.

Le cathétérisme de la trompe d'Eustache, en tant qu'il ne sert qu'à insuffler de l'air, peut être remplacé dans un grand nombre de cas par un procédé plus, simple et plus facile à exécuter : la *méthode de Politzer* (ou une de ses modifications) ; eh bien, j'ai observé que les protubérances dues à l'une ou à l'autre des déviations susmentionnées peuvent rendre même ce simple procédé douloureux pour le malade, par la compression de ces proéminences. Il est utile, en pareil cas, de faire usage de la petite modification que j'emploie depuis longtemps et qui, d'ailleurs, a été généralement adoptée : c'est l'adaptation, à l'embout du ballon, d'un petit tube en caoutchouc doux qui évite toute pression désagréable.

J'ajoute que le *simple examen* au spéculum nasi peut devenir douloureux en cas de protubérances, l'extrémité de l'instrument heurtant ces éperons si éminemment sensibles.

III. Nouvelle méthode pour éviter les obstacles nasaux dans le cathétérisme de la trompe d'Eustache.

Est-il possible d'imaginer une véritable méthode scientifique de cathétérisme dans les cas très communs de déviation de la cloison avec protubérance, et d'éviter ainsi les tâtonnements si pénibles au malade et si souvent infructueux auxquels on est forcé de se livrer dans certaines circonstances?

Je commence par rejeter toute opération sanglante, telle que l'ablation de la partie proéminente du septum narium. La portée d'un tel acte chirurgical dépasse, certes, le but qu'il s'agit d'atteindre. *Il est inutile de supprimer l'obstacle, car il est possible de le tourner.* On peut d'abord, chez certaines personnes, éviter le passage difficile en *introduisant la sonde par la narine opposée à l'oreille malade.* Mais cette méthode, souvent utile dans certains cas où il ne s'agit que d'insuffler de l'air au moyen du cathéter, ne saurait être employée pour faire pénétrer d'une façon efficace des bougies ou des liquides, parce que, en passant par la narine opposée à l'oreille malade, il n'est guère possible d'introduire le bec de la sonde assez avant dans le canal de la trompe, ni de lui donner la direction nécessaire pour pouvoir réaliser ces indications thérapeutiques. Il est même souvent difficile, pour la même cause, de faire pénétrer suffisamment des corps gazeux.

Puis, les protubérances occupent fréquemment les deux côtés de la même cloison et gênent le passage dans les deux fosses nasales, surtout pour des sondes à becs assez longs pour pénétrer dans le pavillon de la trompe du côté opposé.

Je pratique depuis quelques années une méthode permettant, dans tous les cas, pour ainsi dire, de passer la sonde par la fosse nasale rétrécie, tout en épargnant la sensibilité du patient. Cette méthode, qui m'a été suggérée par l'habitude d'explorer l'intérieur du nez chez tous mes malades, c'est le *cathétérisme guidé par la rhinoscopie antérieure simultanée,* procédé que je vais exposer maintenant.

On attribue à juste titre à l'exploration du pharynx buccal et nasal une haute importance pour l'étude des maladies de l'oreille ; j'ai insisté sur ce point depuis 1865, et mes efforts ont peut-être contribué, avec ceux de MM. Troeltsch, Voltolini, etc., à appeler l'attention sur ce sujet. Il s'agit maintenant de faire un pas de plus et de joindre aux auxiliaires indispensables de l'auriste l'étude attentive des fosses nasales, non moins importante pour sa spécialité, car le revêtement muqueux de ces cavités se continue avec celui du pavillon de la trompe ; leur perméabilité influe sur l'accès de l'air dans ce canal, et, finalement, les deux principales manœuvres otothérapiques, le cathétérisme et le procédé de Politzer, ont l'intérieur de ces cavités pour champ d'opération.

En considérant donc l'importance de la conformation des fosses nasales et de l'état de leur muqueuse pour l'oreille moyenne et pour les opérations destinées à agir sur cette région, *je pose en principe la nécessité d'explorer l'intérieur du nez chez toute personne qui réclame nos soins pour une maladie de l'oreille,* à moins que l'affection ne soit manifestement bornée au pavillon ou au méat auditif (eczéma, corps étrangers, furoncles, etc.). Je ne vais pas jusqu'à exiger qu'on pratique dans chaque cas la rhinoscopie postérieure, qui nécessite souvent une longue série de séances préparatoires avant de réussir. Par contre, on peut et doit toujours exercer la *rhinoscopie antérieure,* qui est d'une exécution extrêmement facile et réussit invariablement à la première tentative. En dilatant le vestibule des fosses nasales au spéculum, et en projetant dans ces cavités la lumière (naturelle ou artificielle) à l'aide du réflecteur concave, le regard pénètre à une grande profondeur dans l'intérieur du nez ; le premier coup d'œil fait reconnaître la conformation d'une partie (plus ou moins considérable chez différents individus) des cornets inférieur et moyen et de la cloison, de même qu'il révèle l'état de la muqueuse de ces parties. Dans certains cas d'ampleur anormale des fosses nasales (ozène), le regard plonge même jusqu'à la paroi postérieure du pharynx nasal, et, lorsqu'on fait exécuter au malade un mouvement de déglutition, on observe alors le phénomène particulier de la contraction pharyngienne.

En examinant l'intérieur du nez, le regard de l'observateur domine surtout la région antérieure et inférieure des fosses nasales, c'est-à-dire précisément la partie où siègent les protubérances, principal obstacle au cathétérisme quant au passage nasal. Ce même coup d'œil apprend donc au chirurgien si la conformation est normale ou non, et si, par conséquent, la sonde passera facilement ou difficilement. En cas d'anomalie, il reconnait tout de suite la nature et la configuration de l'obstacle. En outre, et c'est là le point sur lequel je désire insister spécialement, ce coup d'œil montre immédiatement comment on peut remédier à tous ces inconvénients par la méthode que je propose, le *cathétérisme combiné avec la rhinoscopie antérieure*.

Le chirurgien qui pratiquerait à tâtons, sans le secours de la vue, une opération sur une partie accessible à ses regards — l' « *oculis subjecta fidelibus* » d'Horace — serait certes blâmable. Pareille chose se fait pourtant couramment, même dans les cas où le cathétérisme est extrêmement difficile par suite de déviation de la cloison. Personne ne songe à utiliser, même dans ces circonstances, le secours de la vue, c'est-à-dire à pratiquer cette opération tout en inspectant les fosses nasales rendues accessibles au regard par le spéculum et éclairées au réflecteur. Ce procédé, dont l'idée semblerait devoir venir à l'esprit de tout auriste, n'a pas été, que je sache, indiqué jusqu'ici. J'ai eu occasion de l'exposer devant de nombreux confrères, à la dernière séance du Congrès de

Londres (V. *Transactions of the internat med. Congress*. tome III, p. 432-434, 1881.) et à Paris, et je n'ai rencontré, à ma grande surprise, personne qui l'eût appliqué.

Méthode d'opérer. — Voici comment j'exécute ce procédé combiné. Lorsqu'il s'agit de cathétériser un malade, et que l'inspection par la rhinoscopie antérieure a fait reconnaître une conformation régulière de la cloison, je retire le spéculum et le réflecteur frontal, et je pratique le sondage d'après les règles classiques, le secours de la vue étant absolument inutile dans ces cas ordinaires où l'on n'a qu'à diriger la sonde tout droit, jusqu'au moment où elle arrive à l'entrée du pharynx nasal. Existe-t-il, au contraire, une protubérance de la cloison, je laisse le spéculum en place et le réflecteur attaché au front pour éclairer le champ d'opération. On voit ainsi tout de suite qu'en procédant selon la méthode ordinaire, c'est-à-dire en introduisant la sonde la pointe en bas, le bec de l'instrument irait forcément heurter la protubérance qui barre le méat inférieur sur une largeur plus ou moins considérable, suivant les cas (V. *fig*. 1, où 2 représente une protubérance peu développée.). Mais on découvre en même temps, plus en dehors, un interstice (*ibid*. 3) borné en dedans par la protubérance et en haut et en arrière par le cornet inférieur (*ibid*. 1). C'est par cet interstice, qui forme un chemin tout tracé, qu'on dirige la sonde sûrement et facilement. Pour cela, on commence par tourner l'instrument autour de son axe longitudinal, de manière à diriger le bec en dehors et à le présenter en face de l'interstice. Une fois la protubérance franchie, on peut faire reprendre à la pointe de la sonde la position normale, à savoir la direction en bas, car, comme nous l'avons vu, la déviation monte d'avant en arrière et s'élève bientôt au-dessus du niveau du méat inférieur.

On a appelé ce procédé « *le tour de maître* », en empruntant ce terme à la chirurgie uréthro-vésicale. Mais on va beaucoup trop loin en recommandant de faire un mouvement aussi étendu que celui qu'on exécute pour certains cas de cathétérisme de la vessie, c'est-à-dire de tourner l'instrument de 180° autour de son axe longitudinal. D'après ce que j'ai observé, il suffit généralement d'une rotation de 45° à 60° pour arriver au but, c'est-à-dire pour éviter la protubérance. (Dans le cas représenté par la *fig.* 1, où il n'y a qu'une saillie peu accusée, il suffirait de tourner la sonde de 45° environ; lorsque les bosses sont plus développées, une rotation plus étendue est nécessaire).

Ainsi, par ma méthode, le « tour de maître » eustachien, qui s'exécutait jusqu'ici d'une façon empirique autant qu'exagérée et constituait un tâtonnement à l'aveugle, fort pénible souvent au malade, devient un procédé rationnel, exactement proportionné aux besoins de chaque cas, et oùl'œil de l'opérateur lui permet d'éviter tout contact douloureux.

Dans certains cas où la protubérance barre toute la largeur du méat inférieur et où le cornet inférieur est très développé, j'ai dû recourir à un autre procédé que voici. Comme il reste souvent, dans ces circonstances, un petit espace libre *au-dessous* de la proéminence, on peut,en tournant le bec de la sonde tout à fait en dedans ou en dehors, la mettre à plat et réussir à passer.

L'inspection pendant le cathétérisme nous fournit encore un autre enseignement : il saute aux yeux immédiatement que le pertuis qu'on a devant soi dans l'un ou l'autre cas ne saurait, la plupart du temps, livrer passage aux sondes ordinaires, sans que, par leur grosseur, leur courbure et la longueur de leur bec, elles ne causent une très forte douleur. Je me sers dans ces cas de cathéters fins et à bec très court, instruments surtout indispensables pour le deuxième procédé, celui où il faut passer en dessous de l'éperon. Dans l'exécution des deux procédés, ils possèdent une double utilité; non seulement ils occupent peu de place et passent facilement dans l'espace si resserré, mais encore ils facilitent l'effet final du sondage, l'action sur l'oreille moyenne, de la façon suivante: malgré toutes les précautions, les protubérances impriment quelquefois à l'axe longitudinal de la sonde une déviation vers l'extérieur; alors le bec de l'instrument, une fois les fosses nasales dépassées, se trouve trop rapproché du pavillon de la trompe. Lors donc que, dans ces circonstances, on se sert des sondes ordinaires à bec long, leur pointe, aussitôt qu'on commence à la tourner pour l'engager dans l'orifice guttural de la trompe, vient butter contre la paroi latérale du pharynx et la rotation nécessaire devient impossible ou du moins très douloureuse. En employant, au contraire, un cathéter à bec court, sa pointe ne décrit, en tournant, qu'un arc de cercle à petit rayon, et peut exécuter le mouvement de rotation sans obstacle de la part de la paroi pharyngienne. Ces petites sondes m'ont permis d'employer encore un *troisième procédé* dans des cas de ce genre : c'est un mouvement en sens inverse de celui qu'implique le « tour de maître ». Dans les cas où il n'y a qu'une petite protubérance (*fig.* 1) il est possible de passer ces sondes *en tournant* le *bec en dedans.* Une fois la proéminence franchie, on remet la sonde dans la position classique, la pointe en bas, et on termine l'opération comme à l'ordinaire.

J'emploie volontiers pour tous ces cas difficiles des sondes d'un modèle particulier ; ce sont des instruments minces possédant un bec de 7 millimètres 1/2 seulement de long, et qui fait *un coude* à *angle droit exact* avec la tige. La forme de ces cathéters facilite non seulement le passage dans la partie rétrécie du nez, mais encore, pour les raisons que je viens d'exposer, la rotation du bec dans le pharynx. J'ai fait construire ce modèle, il y a plus de 15 ans, par M. Luër, pour une personne chez laquelle le passage nasal était extrêmement difficile, probablement à cause d'une protubérance ; je dis « pro-

bablement », car je n'avais pas encore reconnu l'anomalie en question à cette époque déjà lointaine.

Nouveau speculum nasi. — Il existe actuellement
plusieurs genres de spécula nasi, tous plus ou moins
bons pour l'examen des fosses nasales. Je me suis servi
d'abord, pour exécuter mon procédé, du modèle que j'ai
décrit (*loc. cit.*) et qui n'est autre chose que le speculum
usuel, seulement à branches plus minces qu'on ne les
fait d'habitude. Mais tous ces instruments présentent,
pour la méthode opératoire que je viens d'exposer, l'inconvénient suivant : une fois que le bec de la sonde a
franchi l'entrée des fosses nasales rétrécie par la protubérance, la présence ultérieure du speculum devient non
seulement inutile — parce que désormais l'inspection n'est
plus nécessaire — mais même gênante, car il embarrasse
la marche en avant du cathéter et son immobilisation
ultérieure quand il s'agit d'insuffler des gaz ou des liquides. Veut-on, à ce moment, retirer le speculum, il faut
faire fonctionner le pas de vis de l'instrument d'une main,
tandis que l'autre maintient la sonde. Le speculum, n'é-
tant plus retenu en place, vient alors pendant qu'on le dé-
visse heurter le cathéter d'une façon très pénible pour le
malade.

J'ai été amené ainsi à construire, après de nombreux
essais sur le cadavre, un speculum spécial différent des
instruments usuels et du nouveau modèle de M. Baber.
C'est un tube métallique ayant la forme d'un cône
tronqué, à la base duquel une espèce de poignée ou
palette se trouve implantée presque perpendiculairement
à l'axe du tronc de cône. Une fente assez large règne le
long du speculum du côté opposé à celui qui porte la
palette. L'instrument dont les parois sont minces est
beaucoup plus léger que les spéculums ordinaires. (La
fig. 5 représente cet instrument, qui est, à la vérité,
dessiné un peu trop long).

Après avoir introduit ce speculum dans le vestibule de

la fosse nasale, la palette en haut, on le maintient en appuyant légèrement sur celle-ci avec le pouce de la main gauche, dont les autres doigts sont placés contre le dos du nez. La fente se trouve ainsi en bas et dirigée horizontalement, de manière à former un interstice pour l'introduction de la sonde. Aussitôt que la pointe du cathéter a dépassé la partie rétrécie du nez, on retire le speculum en le retournant la fente en haut, et il tombe alors tout seul, celle-ci laissant passer la tige de la sonde. Si pendant ces manœuvres le spéculum venait même à

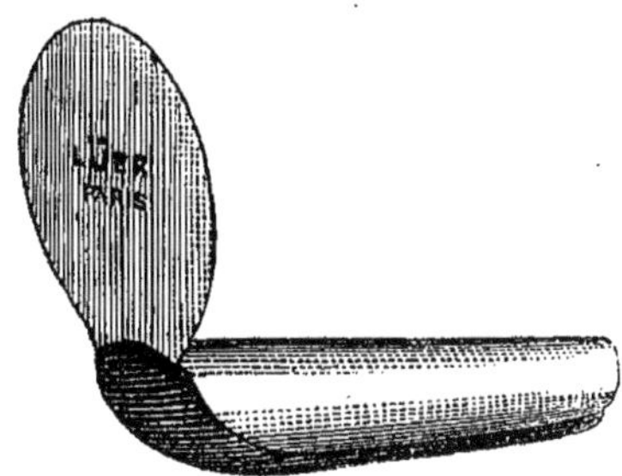

Fig. 5. — Speculum nasi de l'auteur. L'instrument qui a été dessiné et gravé par M. Badoureau est représenté un peu trop long dans sa partie horizontale.

toucher le cathéter, son contact ne le déplacerait pas sensiblement à cause de sa grande légèreté, contrairement à ce qui arriverait avec les instruments ordinaires, lourds et encombrants.

En employant l'ensemble de mesures exposées dans ce mémoire, j'ai pu mener à bonne fin et sans faire souffrir les malades, le sondage dans des conditions où la déviation de la cloison rendait l'opération impossible ou du moins très douloureuse par les procédés classiques. J'ai même réussi là où des mains exercées avaient échoué et où — je me hâte de l'ajouter — je n'aurais probablement pas été plus heureux sans le secours de la méthode que je viens d'exposer.

Quant à la sensation éprouvée par les malades, la différence entre les procédés ordinaires et le mien est telle qu'ils réclament dans bon nombre de cas l'emploi de celui-ci, une fois qu'ils en ont expérimenté les avantages. Mais, même en l'employant, il faut souvent procéder avec beaucoup de délicatesse pour faire cheminer la sonde au milieu des 2 ou 3 écueils qui entravent sa marche ; je dis trois écueils, car quelquefois la situation se trouve encore aggravée par une voussure du plancher des fosses nasales, ce qui porte les obstacles à ce nombre, en comptant la protubérance et le cornet inférieur.

Conclusion.—Les principaux résultats des recherches précédentes peuvent se résumer brièvement ainsi :

Les déviations de la cloison du nez sont de trois catégories :

Déviations horizontales supérieures, siégeant principalement à la lame perpendiculaire de l'ethmoïde.

Déviations horizontales inférieures, portant sur la réunion du bord inférieur et postérieur du cartilage de la cloison avec le vomer et la crête des apophyses palatines des maxillaires supérieurs.

Déviations verticales, intéressant surtout le cartilage de la cloison.

Plusieurs de ces anomalies se combinent quelquefois chez le même individu.

Chacune d'elles peut entraver considérablement l'exploration des fosses nasales et la thérapeutique chirurgicale de ces cavités. Les déviations horizontales inférieures, quelquefois aussi les verticales, forment à l'entrée des fosses nasales des protubérances ou éperons décrits par nous dans un mémoire antérieur et qui constituent le principal obstacle au cathétérisme de la trompe d'Eustache, en tant qu'il s'agit du passage nasal.

Notre méthode opératoire, combinant le sondage avec la rhinoscopie antérieure, fait reconnaître la présence des proéminences et permet de les éviter sans difficulté. L'usage d'un speculum nasi d'un nouveau modèle facilite l'exécution de ce procédé.

PARIS.—IMP. V. GOUPY ET JOURDAN, RUE DE RENNES, 71.